AF405021

Hubert GARNIER

MÉDECIN AIDE-MAJOR DE 2e CLASSE, ANCIEN EXTERNE
DES HOPITAUX DE PARIS
ÉLÈVE DE L'ÉCOLE DU SERVICE DE SANTÉ MILITAIRE

DU TRAITEMENT

DES

FISTULES SALIVAIRES

par l'arrachement

du Nerf auriculo-temporal

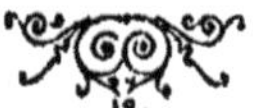

BESANÇON

IMPRIMERIE JACQUES ET DEMONTROND

1920

A la pieuse mémoire de mon Père

Le Colonel GARNIER

COMMANDANT LE 112ᵉ RÉGIMENT D'INFANTERIE

COMMANDEUR DE LA LÉGION D'HONNEUR

TUÉ A L'ENNEMI

Soldat sans peur et sans reproche

A MA MÈRE

En reconnaissance infinie.

A LA MÉMOIRE

DE MES CAMARADES D'ÉCOLE

MORTS AU CHAMP D'HONNEUR

A MES MAITRES

DES FACULTÉS DE PARIS ET DE LYON

A MES CHEFS

DE L'ÉCOLE DU SERVICE DE SANTÉ MILITAIRE

A Monsieur le Docteur LERICHE

PROFESSEUR AGRÉGÉ A LA FACULTÉ DE MÉDECINE DE LYON

CHIRURGIEN DES HOPITAUX

CHEVALIER DE LA LÉGION D'HONNEUR

*Expression de ma reconnaissance
et de mon respect.*

A mon Président de Thèse

Monsieur le Professeur BÉRARD

PROFESSEUR DE CLINIQUE CHIRURGICALE

CHEVALIER DE LA LÉGION D'HONNEUR

Hommage de profonde gratitude.

DU TRAITEMENT

DES

FISTULES SALIVAIRES

par l'arrachement du Nerf auriculo-temporal

INTRODUCTION

L'attention des chirurgiens a été, durant la dernière guerre, attirée, entre mille autres faits, sur la question des fistules salivaires, lésions, à vrai dire, relativement rares dans la pratique de tous les jours, devenues beaucoup plus fréquentes, et d'actualité, en tant que mutilations par projectiles.

Des observations nombreuses ont pu être collationnées, de fistules, soit de la parotide, soit de son conduit d'excrétion, et ont permis à des idées de se faire jour, à des opinions de s'affirmer, en ce qui concerne la thérapeutique de ces fistules. Et cette thérapeutique n'est pas un point négligeable de la pratique chirurgicale, elle n'est pas un luxe, si on considère l'infirmité gênante, démoralisante et tenace que constituent chez les malades qui en sont porteurs ces fistules salivaires dont ils réclament à grands cris la guérison.

Or, les procédés que mettent en œuvre les chirurgiens pour la cure de ces fistules sont nombreux, trop nombreux, dirions-nous même, si tant est que la multiplicité des méthodes thérapeutiques est un aveu de leur faiblesse. Il faut faire un choix parmi ces procédés, ou tout au moins accorder une préférence à celui d'entre eux qui saura allier la pluralité des indications et la simplicité technique à la valeur des résultats.

La méthode proposée par LERICHE en 1914, consistant en l'énervation sécrétoire de la glande parotide, et par suite en sa suppression fonctionnelle, nous semble remplir ces conditions. Nous nous proposons donc, dans ce travail, après un résumé des méthodes thérapeutiques diverses des fistules salivaires, d'exposer, en ce qui concerne l'opération de LERICHE, les données anatomiques et physiologiques qui s'y rattachent, de préciser la technique de cette intervention, et d'en faire ressortir la valeur par les résultats contenus dans les observations que nous pourrons rapporter.

CHAPITRE PREMIER

LE TRAITEMENT DES FISTULES SALIVAIRES
Aperçu Général

Les méthodes thérapeutiques préconisées pour la cure des fistules de la parotide et du canal de Sténon étant extrêmement nombreuses, il est difficile de les condenser en un bref résumé, et surtout de les présenter sous une classification convenable.

Nous rappellerons d'abord que la guérison spontanée de l'organe lésé (parotide ou canal de Sténon) est une solution favorable qui peut se présenter, assez rarement il est vrai, en ce qui concerne le canal, mais plus fréquemment pour la glande, et il est commun d'admettre que, pour cette raison, le pronostic est moins sévère pour les fistules de la parotide que pour celles de son conduit évacuateur.

Mais, dans la grande majorité des cas, il est indiqué d'intervenir, et il faut débarrasser le malade d'une infirmité ennuyeuse et malpropre qui empoisonne son existence.

Nous classerons les méthodes thérapeutiques employées pour la cure des fistules salivaires, sous trois chefs :

1° Méthodes consistant à rétablir la voie normale interrompue du courant salivaire ;

2° Méthodes de dérivation du courant salivaire;

3° Méthodes consistant en la suppression de la sécrétion salivaire.

A) *Rétablissement de la voie normale d'écoulement de la salive.*

Citons tout d'abord la cautérisation au nitrate d'argent. Cette méthode, qui est la plus simple de toutes, donne parfois des résultats, surtout dans les cas de fistules parotidiennes. Mais il faut peu en attendre pour ce qui regarde le canal de Sténon.

Une méthode aussi simple, mais bien incertaine elle aussi, est celle de l'occlusion de l'orifice fistuleux avec une couche de collodion.

Mentionnons le pansement compressif, destiné à comprimer le canal et à empêcher l'apport de la salive à l'orifice fistuleux.

Nous en venons ensuite à des procédés purement chirurgicaux : suture des deux lèvres de la fistule, après avivement préalable, autoplastie du canal de Sténon, par introduction d'une canule en argent dans sa lumière ; mais la suture échoue fatalement si la fistule est ancienne ou si l'écoulement salivaire est par trop abondant et, d'autre part, la méthode autoplastique est d'une réalisation peu commode en raison de la difficulté du cathétérisme du canal de Sténon sectionné.

Certains procédés visent à dilater le bout antérieur du canal sectionné, de façon à permettre un écoulement plus facile de la salive. Consécutivement à la fistule en effet, le bout antérieur se rétrécit ordinairement devenant un obstacle à la guérison. Dans cette catégorie, citons le procédé du séton, consistant à passer un stylet délié de l'orifice buccal à l'orifice fistuleux, stylet portant un fil remplacé chaque jour par un séton plus gros.

Les injections souvent répétées dans le canal.

Le procédé de la canule, c'est le procédé autoplastique que nous avons mentionné plus haut.

Tous ces procédés ne sont que rarement employés ; leur technique est délicate, et ils ne peuvent être mis en œuvre que si le bout antérieur du canal de Sténon offre un certain degré de perméabilité.

B) *Dérivation du courant salivaire*

La salive ne suivant plus sa voie normale d'excrétion sténonienne, et le bout antérieur du canal étant devenu imperméable, il était logique de chercher à créer à cette salive une nouvelle voie d'écoulement vers la bouche. C'est cette méthode de dérivation qui a eu le plus de succès jusqu'à ces temps derniers et qui a fourni les meilleurs résultats dans les cas de fistules rebelles. Cette méthode a été appliquée de trois façons : la perforation simple de la joue au niveau de la fistule (procédé de DEROY), la double perforation (procédé de DEGUISE), procédés modifiés par de nombreux chirurgiens ; enfin le procédé de LANGENBECK-DELORE, qui est l'abouchement vestibulaire du bout postérieur du canal de Sténon, procédé très rarement utilisable.

C) *Suppression de la sécrétion salivaire*

Les injections sclérosantes dans l'intérieur de la glande parotide, pour en supprimer la fonction et tarir ainsi la sécrétion de la salive, ont pu donner quelques résultats.

Citons pour mémoire l'extirpation totale de la glande, tentée par certains chirurgiens, opération d'une telle difficulté qu'il semble inutile d'insister.

Le procédé proposé par MORESTIN est plus intéressant. La ligature du canal de Sténon avait déjà été proposée, dès le XVIIIe siècle, par VIBORG, et celui-ci avait démontré, par des expériences sur l'animal, que cette ligature suffisait à atrophier la parotide. Mais la tentative chirurgicale n'avait jamais été effectuée, et c'est MORESTIN, en 1916, qui a le premier réalisé et avec succès sur l'homme cette intervention. Elle a donné des résultats favorables et a surtout trouvé ses indications dans l'importance de la mutilation, le bouleversement de la région anatomique, l'étendue de la sclérose cicatricielle, qui sont des contre-indications pour les autres méthodes.

Tel est le résumé succinct de l'ensemble des méthodes thérapeutique proposées jusqu'ici pour la cure des fistules salivaires, et l'on se rend facilement compte de l'embarras du chirurgien devant un choix aussi varié de traitements. Il est bien difficile d'attribuer d'une façon absolue la priorité à l'une quelconque de ces méthodes, et le choix devra dépendre d'un certain nombre de conditions : siège de la fistule (parotide ou canal de Sténon), ancienneté de la fistule, abondance de l'écoulement, perméabilité du bout antérieur du canal, etc..... Et encore, si telle méthode a abouti dans un cas donné à un bon résultat, il n'est nullement sûr que dans un cas identique la même méthode n'échouera pas d'une façon lamentable.

La grande majorité de ces méthodes vise à corriger

le symptôme lui-même, c'est-à-dire l'écoulement tenace, en essayant de rendre à la salive sa voie normale, ou en lui créant une voie détournée, et l'on a été ainsi logiquement amené à se demander si, dans le cas qui nous occupe, il n'était pas possible de trouver une thérapeutique causale, visant non pas l'écoulement lui-même, mais l'origine physiologique normale de cet écoulement. Les méthodes d'atrophie de la glande parotide que nous avons mentionnées s'inspirent de cette idée (injections sclérosantes, extirpation de la glande). Abstraction faite du procédé de Morestin, qui est intéressant par ses résultats incontestables, les résultats de ces méthodes sont incertains, ou bien la technique en est horriblement délicate, l'extirpation complète de la parotide constituant une véritable acrobatie chirurgicale.

Leriche a été ainsi amené, à la fin de 1913, à se demander s'il ne serait pas possible, non pas de supprimer la parotide en tant qu'organe, mais en tant que fonction, en lui enlevant son innervation sécrétoire. Priver la parotide de son nerf sécréteur, ce serait par là même supprimer la sécrétion salivaire, tarir la fistule et en provoquer la fermeture, sans aucune intervention locale au niveau de cette fistule même.

Or, la parotide est loin d'être un organe indispensable, et la suppression fonctionnelle de cette glande, surtout unilatérale, n'entraîne absolument aucun trouble du côté digestif. On sait, en effet, que la salive parotidienne, que Cl. Bernard a appelée « salive de mastication », par opposition à la « salive de gustation » (sousmaxillaire) et à la « salive de déglutition » (sublinguale), est, par sa fluidité, surtout en rapport avec le broyement des aliments, qu'elle est du reste absente chez les oiseaux et chez les mammifères aquatiques, qui ingèrent de l'eau avec leur nourriture. L'individu privé d'une parotide pourra facilement suppléer par ses autres glandes salivaires.

Dès la fin de 1913, et au début de 1914, LERICHE eut l'occasion de réaliser son idée, la première fois pour un cas d'hypersalivation ayant déterminé de l'aérophagie et des troubles gastriques, la seconde fois pour une fistule du canal de Sténon, consécutive à une blessure par coup de couteau. Dans les deux cas, le nerf sécréteur de la parotide fut extirpé ; dans les deux cas la guérison a été absolue. Depuis, les observations se sont multipliées, la guerre ayant si douloureusement élargi le cadre de l'observation chirurgicale. Divers auteurs ont tenté cette opération, et les résultats obtenus semblent bien indiquer cette méthode comme une méthode de choix, tant par la simplicité de sa technique que par les guérisons définitives et rapides qu'elle amène.

Nous décrirons donc la technique de cette opération, mais au préalable nous consacrerons un chapitre à l'exposé des notions d'anatomie, de physiologie, et à des notions nouvelles d'histo-physiologie se rattachant à cette question.

CHAPITRE II

L'INNERVATION SÉCRÉTOIRE DE LA PAROTIDE

(Étude anatomique, physiologique et expérimentale)

Anatomie et Physiologie

C'est Cl. BERNARD, le premier, qui a établi d'une façon définitive et irréfutable le rôle capital du nerf auriculo-temporal dans la sécrétion parotidienne, et depuis Cl. BERNARD les physiologistes ont continué à considérer à l'unanimité ce nerf comme le seul présidant à la sécrétion de l'organe, ou tout au moins comme ayant la place prépondérante, certains, peu nombreux du reste, attribuant également un rôle sécrétoire au sympathique.

Les expériences de Cl. BERNARD ont porté sur le chien. Les filets sécréteurs de la parotide ont ensuite été recherchés chez un certain nombre d'animaux, tels que le cheval, le mouton, le porc, mais, jusqu'à ces dernières années, on n'avait pu préciser chez l'homme vivant le mécanisme nerveux de la sécrétion parotidienne. Des dissections soigneuses ont été pratiquées sur le cadavre, à Lyon, en 1914, par AIGNOT, et la topographie du nerf auriculo-temporal a pu être complétée ainsi d'une façon détaillée. Enfin, l'expérience sur le vivant a pu compléter les résultats fournis par les dissections, LE- RICHE ayant eu l'occasion, coup sur coup, dans la pre- mière moitié de l'année 1914, de réséquer par trois fois le nerf auriculo-temporal.

Cl. BERNARD rapporte en ces termes, dans ses *Leçons de Physiologie opératoire*, l'opération décisive, qu'il pratiqua, sur le chien et qui dura cinq heures :

« Nous commençâmes par faire une incision derrière l'oreille externe. Après que les téguments eurent été dis- séqués, nous découvrîmes immédiatement le nerf facial à sa sortie du trou stylo-mastoïdien. Attirant ensuite la glande en avant, nous pûmes diviser séparément toutes les ramifications du nerf, et les soumettre ensuite au courant électrique. Les résultats ayant toujours été né- gatifs, nous arrivâmes à la fin, après avoir sectionné toutes les branches du facial, sur un rameau de la V° paire qui n'était autre que le nerf auriculo-temporal superficiel. Plusieurs de ses branches furent coupées sans qu'il en résultât aucun effet sur la sécrétion. L'a- nimal accusait une vive souffrance, ce qui s'explique aisé- ment par le caractère éminemment sensitif de ce nerf. Enfin, au moment où nous allions terminer l'expérience, ayant à lier une petite artère, nous comprimâmes en même temps un mince filet nerveux, et nous nous aperçûmes que la sécrétion glandulaire était momenta- nément suspendue.

« Nous coupâmes alors ce petit filet, et la glande fut immédiatement frappée de paralysie ; les acides versés dans la bouche ne provoquaient plus d'écoulement sali- vaire. Au contraire, la galvanisation du bout périphé- rique du nerf divisé amenait instantanément une sécré- tion abondante.

« Nous avions donc enfin découvert le nerf moteur de la parotide. Ce nerf, qui provient du maxillaire inférieur, paraît constitué par quatre ou cinq ramuscules parallèles, mais bien distincts. Ses dimensions sont insignifiantes. Il se détache de l'auriculo-temporal, et peut être facilement mis en évidence par la dissection. Il est en rapport intime avec l'artère maxillaire, dont il suit exactement le trajet, mais en sens inverse du cours du sang. »

Les filets sécréteurs destinés à la glande parotide sont donc fournis par le nerf auriculo-temporal. Mais d'où proviennent exactement ces filets ?

On pourrait d'abord supposer qu'ils viennent, suivant le trajet de l'auriculo-temporal lui-même, du maxillaire inférieur, branche du trijumeau. Or, il n'en est rien ; en effet, d'une part l'excitation intracranienne du bout périphérique du trijumeau n'amène pas la sécrétion salivaire ; d'autre part, la section du trijumeau n'entraîne pas l'abolition de la sécrétion. Ces filets pourraient provenir du facial par l'anastomose entre ce nerf et l'auriculo-temporal. Or, ici aussi, l'excitation du bout périphérique du facial est sans effet ; la section intracranienne de la VIIe paire n'empêche nullement la sécrétion parotidienne.

Mais si l'on sectionne le glosso-pharyngien dans le crâne, et que l'on excite son bout périphérique avec le courant faradique, on voit immédiatement la sécrétion parotidienne s'établir ; sa section au contraire arrête cette sécrétion. Même remarque pour le nerf de Jacobson, pour le petit pétreux profond. Suppression enfin de la sécrétion parotidienne, si l'on enlève le ganglion otique.

Il faut donc conclure que les filets sécréteurs de la

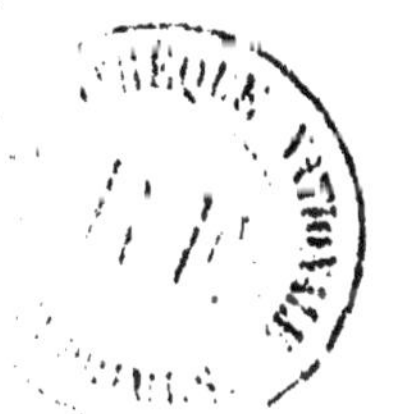

parotide proviennent de l'auriculo-temporal. Ils viennent
en réalité du glosso-pharyngien, d'où ils s'échappent
par le rameau de Jacobson, pénètrent dans le petit nerf
pétreux profond, qui, s'accolant au petit pétreux superficiel venu du ganglion géniculé, se rend au ganglion otique. De ce ganglion s'échappent les rameaux se rendant
à la parotide. Le ganglion otique joue par rapport à cette
glande le même rôle que le ganglion sublingual par
rapport à la sous-maxillaire, et le petit pétreux profond
peut lui-même être assimilé à la corde du tympan.

AIGROT a recherché à nouveau chez le chien les filets
décrits par Cl. BERNARD :

« Nous avons retrouvé cette série de filets qui partent du facial et de l'auriculo-temporal, et qui n'ont pas,
pour Cl. BERNARD, d'influence sur la glande, bien qu'ils
semblent, après bifurcation, se répandre dans le parenchyme, en abordant l'organe par l'extrémité et la face
interne de la corne antérieure de son croissant ; quelques
rameaux remontent le long de la veine temporale, qui
court sur la glande. En poursuivant le nerf à l'endroit
où il contourne le condyle, on le voit, sur la maxillaire
interne, et c'est là qu'il émet quelques filets de gros-
seur variable, à peu près de même diamètre que celui
que l'on rencontre chez l'homme. Ces filets s'appli-
quent autour de la maxillaire interne, et remontent
son cours jusqu'à la bifurcation de la carotide
externe, où ils ont l'air de se diriger dans la direction
d'une artère que l'on peut considérer comme l'artère
glandulaire, puisqu'elle se rend à la parotide et s'y épanouit ; ils reposent sur la tunique artérielle et sont difficilement dissociables. Ce sont ces filets que Cl. Bernard a décrits et auxquels il fait jouer le rôle sécrétoire.
Ceci paraît d'ailleurs logique, puisque l'excitation du

facial ne provoque pas la sécrétion et que la glande ne reçoit que ces seuls filets. »

Ces filets sécréteurs destinés à la parotide sont minuscules, tout à fait disproportionnés avec la dimension de l'organe, et l'on se demande comment des filets aussi petits peuvent tenir sous leur dépendance une telle fonction. Chez l'homme même, ces filets semblent tout à fait en disproportion avec leur rôle étendu.

Telle est donc résumée l'innervation sécrétoire de la parotide. Mais cette innervation est-elle la seule, et les filets sympathiques venus du plexus de la carotide externe n'interviennent-ils pas? La presque unanimité des auteurs admet que le sympathique n'a aucun rôle excito-sécrétoire. Bien au contraire, MORAT a démontré que si pendant la sécrétion parotidienne, provoquée par excitation du glosso-pharyngien, on venait à exciter le sympathique du côté correspondant, il y avait arrêt ou tout au moins diminution de la sécrétion. Le sympathique a donc non point un rôle excito-sécrétoire, mais inhibiteur dans sa sécrétion parotidienne, et il ne remplit ce rôle que par son action vaso-constrictive. Cela ne veut pas dire toutefois que l'excitation des filets sympathiques ne détermine pas de modifications des cellules glandulaires. Chez le lapin, les cellules sont à l'état de repos, claires, contiennent très peu de substance granuleuse, ont un noyau petit et irrégulièrement dentelé. Si l'on excite alors le sympathique cervical, les cellules deviennent moins grosses, le noyau s'arrondit, et la substance granuleuse augmente surtout autour du noyau. Enfin, l'excitation simultanée du sympathique cervical et du glosso-pharyngien augmente considérablement la teneur de la sécrétion en éléments solides.

Comme nous l'avons dit au début de cet exposé, les

recherches anatomiques et physiologiques ont été pratiquées également, et notamment par Moussu, sur d'autres animaux que le chien (bœuf, cheval, mouton, porc). Nous ne rapporterons pas le résultat de ces recherches, ce qui nous entraînerait un peu en dehors de notre sujet.

Voulant maintenant résumer l'ensemble de cet exposé, nous pourrons donc dire que les filets sécréteurs de la parotide lui sont fournis par le nerf auriculo-temporal, que ces filets proviennent en réalité du glosso-pharyngien, par l'intermédiaire du petit pétreux profond et du rameau de Jacobson, que ces filets constituent la seule innervation sécrétoire de la parotide, le sympathique ayant au contraire un rôle inhibiteur.

La conclusion pratique en ce qui nous intéresse est donc que la section du nerf en avant du point d'émergence des filets qu'il envoie à la parotide, doit entraîner infailliblement la suppression de la sécrétion parotidienne. Il nous faut donc maintenant préciser le point d'émergence de ces rameaux chez l'homme; nous exposerons donc brièvement, d'après les travaux d'Archot, la topographie générale de l'auriculo-temporal, et nous préciserons le lieu d'émergence de ces filets parotidiens.

Le nerf auriculo-temporal naît du nerf maxillaire inférieur par deux racines, ordinairement; ces deux racines constituent une boutonnière dans laquelle passe l'artère méningée moyenne. Le nerf se dirige vers le col du condyle du maxillaire inférieur; il le contourne et pénètre dans la parotide. Puis, il se redresse verticalement et se dirige vers l'arcade zygomatique. On peut donc considérer à l'auriculo-temporal, trois segments : premier segment allant de sa naissance à la parotide, second segment parotidien, troisième segment temporal. Nous schématiserons successivement chacun de ces segments.

α) *Premier segment*

De la naissance du nerf à son entrée dans la parotide l'auriculo-temporal recueille, venant du ganglion otique, un ou deux filets. Ce sont eux qui contiennent les éléments excito-sécréteurs qui nous intéressent. Dans ce parcours, le nerf est placé au-dessus de la maxillaire interne et est dirigé d'avant en arrière, et de dedans en dehors.

β) *Deuxième segment*

Le nerf pénètre dans la loge parotidienne, et il est fixé à la cloison par des tractus conjonctifs, assez solidement pour entraîner avec lui cette cloison lorsqu'on exerce une traction. En arrière du condyle naissent plusieurs filets se dirigeant obliquement en bas et en dehors, et s'unissant fréquemment ensemble pour former un plexus à deux ou trois mailles. C'est de ce plexus que partent les filets sécréteurs destinés à la parotide. Les rapports avec les vaisseaux temporaux superficiels, dans la portion supérieure de la parotide, sont intéressants : les trois organes sont généralement placés dans l'ordre suivant, en allant d'avant en arrière : artère, veine et nerf, la veine étant légèrement superficielle par rapport à l'artère. Le nerf contourne donc l'artère et la veine pour se redresser, et on le rencontre tout de suite sur le côté externe. Le nerf est compris avec les vaisseaux temporaux superficiels, sur 1^{cm} au moins à partir de la masse glandulaire, dans la cloison de la loge, et il est souvent difficile d'arriver à le disséquer complètement en ce point.

γ) *Troisième segment*

Il ne nous intéresse plus ; l'auriculo-temporal s'épanouit dans le tissu cellulaire sous-cutané de la région temporale.

Ainsi donc, les filets sécréteurs destinés à la parotide sont fournis dans le deuxième segment du trajet du nerf, derrière le col du condyle. La conclusion, au point de vue technique chirurgicale est que la résection du nerf devra porter sur un point situé en amont du début de ce segment. Nous verrons plus loin que l'opération préconisée par Leriche atteint ce but.

Phénomènes histologiques post-opératoires

Ces notions d'anatomie et de physiologie se rapportant à la question de la sécrétion parotidienne, au rôle du nerf auriculo-temporal dans la fonction sécrétoire de cette glande, ayant été ainsi exposées, nous nous proposons maintenant de rattacher à ce chapitre, des données expérimentales, des notions d'histo-physiologie, intéressantes, non publiées en France jusqu'à cette époque. Après avoir vu ainsi quel était le rôle du nerf auriculo-temporal dans la sécrétion de la parotide, nous pourrions nous rendre compte de ce que devient la glande après la suppression de ce nerf ; et nous saisirons nettement ainsi, par ces phénomènes post-opératoires, morphologiques, histologiques et physiologiques, la portée de l'opération décrite.

Les phénomènes que nous allons étudier sont empruntés au travail publié en 1919 par le professeur Ferrarini, de l'Université de Pise, sur les fistules du canal de Sténon, et en particulier sur l'opération d'arrachement de l'auriculo-temporal proposée par Leriche. Dans ce travail Ferrarini examine et discute l'ensemble des procédés employés pour la cure des fistules salivaires, mais il s'étend tout particulièrement sur l'énervation de la parotide, et il apporte à l'appui de sa thèse des documents expérimentaux d'un haut intérêt.

Ferrarini, dans une première expérience, s'est borné à rechercher les filets sécréteurs de la parotide, et à contrôler pour cette glande et pour la sous-maxillaire, les résultats de Cl. Bernard. Nous ne rappellerons que ce qui a trait à la parotide.

L'expérience a été faite, comme du reste toutes celles que nous rapporterons ensuite, sur un chien préparé selon toutes les règles normales d'asepsie et d'antisepsie. Éviter toujours, une fois l'incision de la peau effectuée, tout usage de désinfectant, et par dessus tout, le contact des instruments avec la solution phéniquée. Le chien était anesthésié avec une injection sous-cutanée de chlorhydrate de morphine à raison de 2 centigrammes pour 3 kilogrammes d'animal.

Incision curviligne, circonscrivant l'angle de la mâchoire, à 1 ou 2 centimètres de distance de celle-ci, et remontant à une courte distance du pavillon de l'oreille. Incision de la peau, du peaucier, du muscle abaisseur de l'oreille ; on atteint la gaine qui entoure la parotide. Découverte de la veine maxillaire interne et de ses branches ; ligature de la veine. Incision de l'aponévrose parotidienne. Isolement, par voie cachée et remontant aussi haut que possible de toutes les branches de la veine. On les lie et on les sectionne une à une. Puis, extirpation du ganglion auriculaire et découverte de l'interstice entre la parotide et la sous-maxillaire. Soulèvement en haut et en avant de la parotide, pendant qu'un écarteur amène en bas et en arrière le sous-maxillaire et sa capsule. C'est précisément en tirant profondément vers l'avant, et en soulevant toujours la parotide, qu'à la fin on aperçoit à la droite de celle-ci un petit vaisseau se détachant de la maxillaire interne, au voisinage de l'angle que celle-ci forme au niveau du condyle. Ce petit vaisseau se dirige vers la face postérieure de la parotide, pour entrer et disparaître dans cette glande.

Excitation des petits nerfs courant dans la gaine du petit vaisseau en question, avec le courant faradique, après mise à nu du canal de Sténon. Le canal devient turgescent et la sécrétion salivaire s'établit abondamment.

Cette expérience est en somme une répétition de celle de CL. BERNARD, attribuant le rôle sécrétoire aux filets nerveux suivant l'artère glandulaire, filets qu'AIGNOT avait disséqués chez le chien et montrés comme difficilement dissociables et reposant sur la tunique de l'artère.

FERRARINI, après avoir rappelé cette expérience, donne ensuite le résultat des nombreuses recherches pratiquées sur des chiens, sur la façon de se comporter de la parotide privée de son nerf sécréteur. Nous ne saurions mieux faire que de rapporter le schéma de ces diverses expériences :

Expérience n° 1. — 4 novembre 1914.

Résection à gauche. Suite opératoire régulière. Sacrifice de l'animal le 20 novembre. A l'autopsie, la parotide paraît légèrement plus petite et plus molle que la droite.

Expérience n° 2. — 8 octobre 1914.

Résection à gauche. Sacrifice 27 jours après. Parotide plus petite que la droite, avec acini plus petits et couleur jaune plus marquée.
Poids : 2 gr. 60 (gauche), contre 2 gr. 95 (droite).

Expérience n° 3. — 1er septembre 1914.

Résection à gauche. Sacrifice 40 jours après. Mêmes résultats.

Expérience n° 4. — 4 novembre 1914.

Résection à gauche. Sacrifice le 24 décembre. Parotide gauche un peu plus petite, plus molle et plus jaune que la droite.

Expérience n° 5. — 16 septembre 1914.

Résection à gauche. L'animal est sacrifié le 20 novembre, 65 jours après l'opération. La parotide gauche est plus petite, plus molle et plus jaune que la droite.
Poids : 2 grammes. — Poids antérieur : 2 gr. 50.

Expérience n° 6. — 27 octobre 1914.

Résection à gauche. Autopsie 70 jours après l'opération. Parotide gauche plus petite que la droite, un peu plus molle et un peu plus jaune que la droite.
Poids : 4 gr. 08 (gauche), contre 4 gr. 80 (droite).

Expérience n° 7. — 13 octobre 1914.

Résection à gauche. Animal sacrifié en février 1905, donc 110 jours après l'opération. Parotide gauche plus petite que la droite, de couleur jaune plus marquée.
Poids : 3 gr. 27. — Poids antérieur : 3 gr. 85.

Expérience n° 8. — 7 octobre 1914.

Résection à droite. Sacrifice de l'animal le 4 février 1915, 120 jours après l'opération.
Parotide droite un peu plus petite que la gauche, un peu plus molle et un peu plus jaune.
Poids : 2 gr. 47 (droite), contre 2 gr. 85 (gauche).

Comme l'a fait FERRARINI, nous pouvons donc résu-

mer dans le tableau suivant le résultat de ces expériences, au point de vue de la diminution du poids de la
glande.

Expérience	Nombre de jours écoulés entre l'opération et l'examen	Pourcentage de la diminution de poids
1	10	14 %
2	27	12 %
3	40	25 %
4	50	30 %
5	65	20 %
6	70	15 %
7	110	15 %
8	120	13 %

De ces nombreuses expériences il ressort donc notte-
ment que la suppression du nerf sécréteur entraîne infailliblement pour la glande parotide des phénomènes
atrophiques, marqués par des changements de dimensions, de poids, de consistance et de couleur.

Mais dans le tableau résumé ci-dessus concernant le
poids des glandes, nous voyons déjà que la diminution
de ce poids passe par un maximum. Nous reviendrons
plus loin sur cet intéressant détail.

Ce sont là les phénomènes macroscopiques; nous
allons maintenant pénétrer plus profondément, afin de
contrôler ce qu'il advient dans l'intimité des tissus.

Examinons par exemple la parotide d'un animal chez
lequel la résection des filets sécréteurs a été pratiquée
et opéré depuis un mois et demi environ. A cette période, le rapetissement de la cellule sécrétrice et de
l'acinus, déjà manifeste à la distance d'un mois, est
poussé jusqu'à un degré avancé et la structure de la

glande, tout au moins dans certaines régions, est profondément altérée.

Les cellules sécrétrices sont petites, ratatinées; leur protoplasma est plus fin, moins granuleux qu'à l'état normal, et ces cellules ne présentent qu'exceptionnellement des signes de nécrose. Quant au tissu connectif, il participe lui aussi à ces altérations; il se montre, à cette époque légèrement augmenté d'épaisseur et surtout œdématié, de telle sorte que les acini glandulaires sont diminués de volume, et en même temps distants les uns des autres. Enfin, les canaux excréteurs ont leur épithélium de revêtement plus bas. Toutes ces lésions sont diffuses dans la glande opérée, et le degré d'altération varie suivant le point examiné.

Les altérations les plus frappantes ont été observées dans l'expérience n° 5, dans laquelle la survivance à la section du nerf auriculo-temporal a été de 65 jours. FERRARINI, dans son travail, présente deux microphotographies, l'une de la parotide saine, l'autre de la parotide gauche, celle opérée, et l'on peut, par la comparaison de ces deux photographies, se rendre compte que l'atrophie des éléments est poussée à un degré extrême; lésions diffuses dans la section examinée, avec, dans ce cas, des phénomènes de nécrobiose épithéliale. Le tissu conjonctif se montre beaucoup plus augmenté d'épaisseur que dans les expériences précédentes, sans toutefois arriver au stade du tissu adulte, et sans par conséquent produire une sclérose de la glande. Enfin, au niveau des canaux excréteurs, la lésion apparaît aussi plus avancée que dans les cas précédents. L'épithélium de revêtement est très aplati, si aplati et la lumière du canal si étroite que celui-ci n'est presque plus reconnaissable.

Tel est le schéma des lésions observées sur une parotide privée de son nerf sécréteur, à une distance variant d'un mois à deux mois à partir de la date de l'intervention.

Mais, si nous dépassons cette date, nous voyons que les phénomènes histologiques décrits, au lieu de s'accuser encore, régressent au contraire, de telle sorte que les modifications histologiques passent par un maximum d'intensité. Le volume global de la glande et son poids, après avoir décru progressivement, reprennent ensuite, sans aller cependant jusqu'à retrouver leur chiffre antérieur. Il y a là une grande analogie, dit FERRARINI, avec ce qui se passe pour la glande sous-maxillaire, avec cette différence que pour la parotide la *restitutio ad integrum* est plus rapide et plus manifeste.

Ce transitorisme des modifications histologiques est un phénomène curieux et intéressant, que, du reste, nous ne chercherons pas à interpréter. Nous nous contenterons de signaler à ce propos un rapprochement curieux : dans l'extirpation des plexus sympathiques périartériels, les phénomènes de vaso-dilatation observés à la suite de l'intervention rétrocèdent eux aussi au bout d'une période d'un mois et demi environ. Il y a tout au moins là une coïncidence de temps bizarre que des recherches futures pourraient élucider.

Les altérations anatomiques vont donc en diminuant d'intensité, et peu à peu la structure de la glande semble se remettre au point. Certains acini recommencent à grossir, et le tissu conjonctif à se réduire. Ainsi, dans la parotide de l'expérience n° 8, où la survivance a été de 120 jours, les cellules sécrétrices sont encore un peu plus petites que normalement et les canaux excréteurs, tout en ayant repris une lumière appréciable, sont encore cependant tapissés d'un épithélium plus bas que sur la parotide saine.

Et FERRARINI condense, dans 4 conclusions que nous allons résumer, le résultat de ses recherches expérimentales et histologiques :

1° Rapetissement de l'organe avec diminution de poids, laquelle atteint, d'un mois à deux mois, le tiers du chiffre primitif.

2° Atrophie simple de l'élément sécréteur, disséminée irrégulièrement dans la glande, se présentant sous des degrés variables, même en des points très rapprochés. Phénomènes de nécrobiose épithéliale plutôt rares.

3° Œdème et augmentation d'épaisseur du tissu conjonctif, avec multiplication des éléments fixes de celui-ci, mais sans association d'une sclérose vraie et propre du parenchyme glandulaire.

4° Caractère transitoire de ces lésions, qui semblent passer par un maximum à la date d'un mois et demi environ après l'opération. A cette époque, non seulement elles cessent d'augmenter, mais elles régressent.

Toutes conclusions se rapportant aussi bien à la sous-maxillaire qu'à la parotide.

L'intervention n'entraîne donc point de modifications durables au point de vue histologique, mais nous verrons qu'au point de vue clinique il en va autrement, et que les malades opérés se sont montrés définitivement guéris, avec leur sécrétion parotidienne complètement tarie.

Nous en avons terminé avec ces données anatomiques, physiologiques et expérimentales qui nous ont

permis de mettre en lumière le rôle capital du nerf
auriculo-temporal dans la sécrétion de la parotide, son
influence sur la constitution histologique de la glande,
les altérations glandulaires, transitoires il est vrai, que
sa suppression entraîne, tous phénomènes qui nous font
bien augurer de l'opération dont nous allons à présent
décrire la technique.

CHAPITRE III

TECHNIQUE CHIRURGICALE DE L'OPÉRATION DE LERICHE

L'opération peut être pratiquée soit sous anesthésie générale, soit sous anesthésie locale, au choix du chirurgien. LERICHE préfère cependant la première ; il semble qu'il faille réserver l'anesthésie locale aux cas où il n'y a pas d'inflammation, ni de tissus cicatriciels dans la région où on recherche le nerf. Les tractions sur le nerf auriculo-temporal sont douloureuses, et il est nécessaire d'injecter à nouveau profondément quelques centimètres cubes d'anesthésique sur le trajet du nerf. D'autre part, on est parfois gêné par l'hémorragie dans la recherche de l'auriculo-temporal, et il est indiqué de mettre un peu d'adrénaline dans la solution anesthésique.

On pratique une incision verticale de 3 centimètres environ, un peu en avant du tragus, et s'étendant du tragus à l'arcade zygomatique.

Puis, guidé par ses battements, on recherche délicatement sous la peau, en avant du tragus, l'artère temporale. Contre cette artère et en arrière, se trouve la veine. Enfin, dans la gaine conjonctive des vaisseaux, en arrière de la veine, qui est peu visible, on trouve le nerf auriculo-temporal. Cette recherche, déjà facile sur le cadavre, l'est encore beaucoup plus sur le vivant, en raison du repère que fournissent les battements de la temporale.

On dissèque minutieusement le tronc nerveux jusqu'au tissu glandulaire. Le point le plus délicat est la dissection du nerf dans la cloison parotidienne, en raison de ses adhérences intimes avec cette cloison. On descend à travers la glande et on isole toujours le nerf. Quand le nerf est bien profondément dégagé au-dessus de la glande, on tire doucement sur lui avec une pince hémostatique ordinaire, en pratiquant un mouvement de torsion de la pince. Cette torsion doit se faire sans mouvements brusques et sans secousses. Il ne faut pas non plus serrer trop fort la pince pour ne pas écraser le nerf et ne pas le couper. On dévide ainsi l'auriculo-temporal, qui vient très facilement. Lorsqu'on a obtenu 3 centimètres à partir de sa bifurcation, on éprouve une résistance ; c'est la cloison interne qui le retient ; on la refoule avec une sonde cannelée ; le nerf s'allonge encore un peu.

En le saisissant le plus loin possible, toujours avec une pince à mors plats, et en tirant lentement, on finit par le faire céder. On le sectionne en haut à sa bifurcation. L'opération est terminée.

Dans les quelques arrachements que nous avons pratiqués sur le cadavre, nous avons pu observer que l'artère méningée moyenne elle-même était attirée, pour ainsi dire soulevée, au moment de la traction. Il faut donc arracher et non pas sectionner le nerf, une blessure artérielle étant à craindre.

Si l'on est obligé d'opérer dans des tissus cicatriciels, l'opération est plus ennuyeuse, car la recherche du nerf au milieu de ce magma devient difficile. Il faut alors remonter en tissu sain, en avant du pavillon de l'oreille, et rechercher une branche du nerf; on redescend vers le tronc en suivant cette branche, et on isole minutieusement l'auriculo-temporal.

Cette technique prive infailliblement la parotide de ses filets sécréteurs, car, sur le cadavre, il a été démontré que presque invariablement le nerf se rompait au niveau de la boutonnière de la méningée moyenne. Or, comme nous l'avons vu dans le courant du précédent chapitre, il est nécessaire, pour que l'opération atteigne son but, que la résection porte sur un point situé entre la naissance du nerf et son entrée dans la loge parotidienne.

On voit donc combien la technique de cette opération est simple, combien nous sommes loin des procédés d'autoplastie, de ponction simple ou double. C'est une opération sans difficultés, sans danger ; si les tractions sont effectuées avec douceur, d'une façon lente, elles ne peuvent pas retentir sur le tronc même du maxillaire inférieur.

La cicatrice se perd dans les cheveux de la tempe, et le point de vue esthétique est donc sauvegardé.

On observe à la suite de l'intervention une plaque d'anesthésie de la dimension d'une pièce de 2 francs environ, au-dessus de l'arcade zygomatique, mais elle est absolument sans importance.

En résumé, méthode simple, sans danger, sans grosses difficultés, couronnée par des résultats excellents que nous pouvons dès à présent mettre sous les yeux.

Deux des observations qui suivent sont inédites et nous ont été fournies par M. LERICHE. Les autres ont déjà été publiées, mais nous avons jugé utile de présenter un « faisceau » d'observations, afin que de leur lecture et de leur comparaison les conclusions ressortent plus nettement.

CHAPITRE IV

OBSERVATIONS

~~~~~~~~

OBSERVATION I
(Inédite, due à l'obligeance de M. le professeur agrégé LERICHE)

R..., aspirant, blessé le 26 avril 1915 par éclats d'obus. Fracture de l'humérus, plaie pénétrante de poitrine, et déchirure de la région parotido-mastoïdienne.

La fracture de l'humérus a été soignée à l'hôpital du Panthéon, par M. LARDENNOIS — Bon résultat.

A la suite de la plaie de la face, R... a eu une oto-mastoïdite pour laquelle il fut opéré par M. MALHERBE, au mois de juillet. — Le 11 août 1915, M. LERICHE extrait un éclat d'obus du thorax, sans incident.

Au début de septembre, le blessé attire l'attention sur un écoulement de salive se faisant en avant et juste au-dessous du lobule de l'oreille. L'écoulement commençait au début des repas et ne cessait plus. Les cautérisations ne l'avaient pas tari.

Le 9 septembre : Opération.

M. LERICHE arrache le bout central de l'auriculo-temporal. Nerf découvert par une incision verticale préauriculaire. On a quelque peine à le trouver, mais l'arrachement se fait bien ; la pince amène 4 à 5 centimètres de nerf.

Résultat parfait; la fistule a été immédiatement tarie.
Malade revu en 1917. Guéri.
~~~~~~~~

OBSERVATION II

(Inédite, due à l'obligeance de M. le professeur agrégé LERICHE)

D. A..., blessé le 20 octobre 1915, d'un éclat d'obus à la joue. L'éclat a été enlevé le 26 octobre. Un écoulement salivaire immédiat s'est produit, et depuis lors a persisté. Au début de novembre, il était manifeste qu'il y avait une fistule salivaire donnant beaucoup par un orifice punctiforme. L'écoulement débutait avant même que le blessé ne commence à manger et persistait jusqu'à la fin du repas, avec plus ou moins d'abondance.

Dans la première partie du mois de novembre, le malade est étudié au point de vue de la physiologie salivaire à l'hôpital russe par MM. GLEY et MENDELSSOHN, qui ont communiqué à la Société de Biologie les résultats de leurs recherches.

Le 25 novembre, M. LERICHE, pour tarir la fistule, arrache l'auriculo-temporal découvert par une incision verticale de 4 centimètres. L'arrachement se fait par enroulement comme d'habitude. L'électrisation du nerf isolé ne donne lieu à aucun écoulement de salive. Son arrachement donne de la vaso-constriction des vaisseaux de la plaie.

L'opération a lieu à 5 heures du soir ; à 6 heures, il se fait un écoulement salivaire abondant. Rien le lendemain, ni le surlendemain. Au troisième jour, quelques gouttes à la fin des repas, et de même jusqu'au sixième jour, puis fermeture définitive de la fistule.

3·

OBSERVATION III

Publiée par Leriche en 1914

Il s'agissait d'un homme porteur d'une fistule paroti-dienne consécutive à un coup de couteau.

Cette fistule siégeait à un travers de doigt du masséter et conduisait dans une poche du volume d'un petit œuf de pigeon, au niveau de laquelle la pression faisait sour-dre de la salive. Il s'agissait très vraisemblablement d'une plaie du canal de Sténon. M. Leriche incise la cicatrice et découvre le canal. Mais la plaie avait été faite très près de la naissance du canal, très ténu, et plu-sieurs canicules avaient été intéressés. Ne pouvant effectuer une suture directe, M. Leriche résèque l'auri-culo-temporal. La sécrétion est arrêtée le soir même, mais le lendemain soir le pansement est traversé ; tou-tefois la quantité de liquide que donne la fistule est beaucoup moins grande qu'auparavant ; en outre, le liquide ne coule qu'au moment des repas.

Vers le cinquième jour, la sécrétion s'arrête brusque-ment et la fistule se ferme. Elle est, depuis, définitive-ment tarie. Le malade n'éprouve aucune gêne du fait de la suppression fonctionnelle de sa parotide ; la bouche a toujours son degré d'humidité par la suppléance des autres glandes. L'anesthésie qui s'étend au-dessus de l'arcade zygomatique sur la largeur d'une pièce de 2 francs est sans importance.

OBSERVATION IV
(Leriche, *Presse Médicale*, 17 avril 1919)

D. F..., blessé le 25 septembre 1915 : un éclat d'obus lui a fracturé la mastoïde droite et la région sous-condylienne du maxillaire inférieur. Fait prisonnier, il est resté en Allemagne jusqu'en décembre 1918. Il rentre avec une grande surface cicatricielle parotido-malaire, avec une paralysie faciale complète, une surdité labyrinthique droite et une *fistule glandulaire de la parotide*. La fracture du maxillaire a guéri avec un assez bon résultat; mais la fistule suinte constamment avec des redoublements au moment des repas. . . . .

. . . .

Le 6 janvier, pour tarir la fistule parotidienne, Leriche arrache le bout central de l'auriculo-temporal. L'assèchement de la fistule est obtenu dès le soir et définitivement.

Malade revu parfaitement guéri trois mois après.

OBSERVATION V
(R. Olivier, *Lyon Chirurgical*, mars 1919)

H..., blessé au niveau de la parotide par éclat d'obus. Une fistule en est résultée qui dure depuis un an, et pour laquelle le blessé entre en juin 1918 à l'hôpital de Belfort. La fistule siège au niveau du bord antérieur de la glande. Elle paraît cependant ne pas intéresser le canal de Sténon, qui peut être exploré au stylet. Cet instrument, introduit également dans la fistule, se dirige en arrière et en dedans, mais le trajet est très court, qui admet l'explorateur.

La quantité de salive qui s'écoule est considérable. Cet écoulement est constant, particulièrement abondant pendant les repas. La peau de la joue est rouge, enflammée par les frottements répétés. Le blessé veut absolument être débarrassé de cette infirmité, qui, dit-il, commence à lui tourner la tête.

25 juin. — Intervention. Anesthésie à la cocaïne à 1/200. Incision en avant de l'oreille sur le trajet du nerf. On va aussitôt à l'artère temporale, et on trouve bientôt une branche du nerf. On remonte vers le tronc. Les tractions étant douloureuses, quelques centimètres cubes de solution anesthésique sont injectés profondément sur le trajet du nerf. Toute sensibilité disparaît. La dissection est poussée loin en arrière et un peu en dedans du col du condyle, puis, le nerf saisi avec une pince est lentement arraché par enroulement. Hémostase très soignée. Suture intra-dermique.

Le soir même, la salive coule à peine, et le pansement est très peu souillé. Les jours suivants, on défait le pansement au moment d'un repas pour constater l'écoulement. Celui-ci est constitué par quelques gouttes d'une salive très épaisse.

5 juillet. — La fistule est tarie. Le fil de la suture intra-dermique a été enlevé, et la cicatrice sera très peu visible.

15 juillet. — L'opéré part en convalescence.

OBSERVATION VI
(OLIVIER, *Lyon Chirurgical*, mars 1919)

G... entre en mai 1917, à l'hôpital, pour fistule au niveau de la parotide gauche, due à une blessure par éclat d'obus.

20 mai 1917. — Résection du nerf auriculo-temporal.

10 juin. — Le blessé quitte l'hôpital ; la fistule est tarie.

OBSERVATION VII
(Professeur FERRARINI, de Pise, 1919)

Tiburzi Giuseppe, le 26 mai 1917, fut frappé à la joue gauche par un éclat de grenade. La joue n'a pas été traversée, et l'éclat est venu s'arrêter au bout de la langue sur le côté gauche du frein. La blessure, s'étant fermée en peu de jours, continua à donner un écoulement de salive régulier.

Plusieurs traitements avaient été employés sans pouvoir obtenir la fermeture du trajet fistuleux (cautérisations, bandages compressifs) ; malgré l'apparence de guérison, la fistule persistait, s'accompagnant d'inflammation autour de l'orifice. Le trajet s'ouvrait sur la région massétérine à 2 travers de doigt du conduit auditif. Il y avait à son niveau un petit infundibulum cutané, une petite fistule de 1 centimètre de long environ se dirigeant vers la parotide, s'arrêtant ensuite dans un bloc résistant et assez épais de tissu cicatriciel et traversant ce bloc.

Ouverture de la bouche et mastication normales.

Le cathétérisme du canal de Sténon par son orifice buccal est permis sur 1 centimètre puis est arrêté.

De la fistule s'écoule pendant le jour un liquide trouble. La quantité de liquide excrété pendant le repas, et récolté dans un verre de montre appliqué sur la joue, est de 15 à 20 gouttes. Il n'y a pas d'élévation de température. Localement, il n'y a ni rougeur ni aucune lésion inflammatoire aiguë. Quelques ganglions.

Opération le 27 janvier.

Anesthésie locale (cocaïne).

Incision verticale de 4 centimètres environ, commençant à l'arcade zygomatique, à 1 centimètre en avant du tragus. On isole et on récline les vaisseaux temporaux superficiels. Après eux, on recherche et on trouve l'auriculo-temporal qui s'isole délicatement par voie cachée et qui se suit facilement jusqu'à la parotide. Tenant à ce moment-là le nerf afférent avec une pince, et dissociant avec un stylet les acini glandulaires, il est possible d'isoler le nerf lui-même sur un trajet d'au moins 1 centimètre. On pratique alors avec prudence l'arrachement du nerf. Suture du plan profond au catgut. Suture de la peau.

Dans la même séance, on procède sous anesthésie locale à la cocaïne à une incision sur le côté gauche du frein et de la langue, et l'on extrait de la musculature de l'organe un petit morceau d'acier. Suture au catgut.

Dans les premiers jours qui ont suivi l'opération, on a vu par la fistule un écoulement de salive au moins double de la quantité habituelle, et cette sécrétion exagérée a persisté au moins pendant huit jours. Puis l'écoulement a été en diminuant.

L'incision opératoire s'est fermée régulièrement. Le 14 février, la sécrétion était diminuée à un tel point qu'on pouvait en évaluer la quantité à 15 gouttes par repas. On voyait à l'orifice fistuleux se former comme une petite gouttelette de rosée. Quatre jours après, cette sécrétion résiduelle disparut, et le malade guérit complètement et définitivement.

La salive, excrétée en grande abondance après l'opération, était très fluide.

— 41 —

OBSERVATION VIII

(Villan, de Bordeaux, *Gazette hebdomadaire des Sciences Médicales de Bordeaux*, 28 décembre 1919)

Jeune homme, 27 ans, ayant présenté un abcès chaud préauriculaire gauche, d'origine indéterminée. On porte le diagnostic d'adéno-phlegmon parotidien. Incision verticale donnant issue à du pus épais. Les phénomènes inflammatoires locaux et généraux disparaissent aussitôt. La plaie se referme et le malade quitte l'hôpital tout à fait guéri.

Il revient à la consultation quelques semaines plus tard pour une fistule siégeant au niveau de la cicatrice opératoire. Cette fistule se présente sous l'aspect d'une dépression cupuliforme, de la dimension d'une petite lentille, à contour régulier et légèrement induré. La peau à son pourtour ne présente pas de lésions d'irritation. L'examen au stylet ne fournit aucun renseignement utile. Lorsque le malade mange du pain, par exemple, ou lorsqu'il pratique simplement des mouvements de mastication, il s'écoule en faible quantité un liquide clair. L'idée de fistule de la glande parotide s'impose. Le canal de Sténon ne semble pas devoir être mis en cause, la lésion siégeant au-dessus de son trajet connu.

Opération pratiquée par le professeur Villan : ablation du trajet fistuleux et résection du nerf auriculo-temporal ; suture cutanée sans drainage. Guérison maintenue depuis plusieurs mois.

OBSERVATION IX

(ZEMDRZUCKI, Zentralblatt für chirürgie, 22 février 1919)

Enfant de 11 ans, qui, à la suite du typhus, a présenté une suppuration de la parotide. Incision : paralysie faciale, fistule salivaire depuis un an. Cicatrice légère devant l'oreille avec fistule. Cautérisation sans résultat.

Bout central de l'auriculo-temporal arraché sur trois centimètres. Cinq jours après l'opération, léger œdème de la face. Guérison avec légère suppuration. Malade revu trois mois après ; fermeture de la fistule.

CHAPITRE V

QUELQUES CONSIDÉRATIONS SUR LA MÉTHODE DE LERICHE

Nous n'avons rapporté dans le chapitre précédent que des observations de fistules salivaires proprement dites, soit de la parotide, soit du canal de Sténon, traitées par l'arrachement de l'auriculo-temporal. Mais cette intervention s'adresse à toutes les affections dans lesquelles le sialorrhée devient une manifestation pénible, sialorrhée réflexe au cours d'affections des voies digestives (comme dans une observation de LERICHE (1), hypersalivation primitive pouvant entraîner de l'aérophagie grave (LERICHE. — *Lyon chirurgical*, 1er mars 1914). L'arrachement de l'auriculo-temporal peut également être pratiqué préventivement, si à la suite d'une blessure de la région parotidienne, ou intéressant le canal de Sténon, on redoute une fistule salivaire. OLIVIER rapporte l'observation d'un homme opéré pour une tumeur de la région parotidienne, et ayant présenté à la suite de cette intervention une collection contenant environ 10 à 15 centimètres cubes de salive. La peau commençant à présenter des signes de fistulisation prochaine, la résection du nerf auriculo-temporal a été pra-

---

(1) *Société de Médecine de Lyon*, 2 mars 1914. — Il s'agissait d'hypersalivation consécutive à une sténose œsophagienne. Les deux auriculo-temporaux ont été arrachés. La sialorrhée a complètement disparu.

tiquée ; la sécrétion a été tarie et il est devenu inutile de ponctionner la poche liquide.

Nous n'insisterons pas sur ces faits, ne voulant pas sortir du cadre exact de notre sujet qui est celui du traitement des fistules salivaires proprement dites. Et les observations que nous avons rapportées nous semblent suffisantes pour pouvoir tirer une conclusion favorable.

Mais quelques réflexions s'imposent; tout d'abord sur l'opération elle-même et les phénomènes post-opératoires.

De l'examen des observations ci-dessus, il découle que l'arrêt de la secrétion parotidienne ne suit pas immédiatement la suppression du nerf. Il y a ordinairement un temps perdu pour la guérison ; ce temps perdu a une longueur variable, quelquefois très courte (assèchement obtenu le soir même), d'autres fois très grande, comme dans l'observation rapportée par Ferrarini dans laquelle l'hypersalivation post-opératoire a persisté une huitaine de jours. Cette persistance de l'écoulement plus ou moins longtemps après l'opération doit être bien connue, car son ignorance pourrait au premier abord faire douter de l'efficacité de l'intervention. Il faut bien savoir que c'est là un phénomène normal et passager. Mais à quoi l'attribuer ?

Ce phénomène ne tient pas à la complexité de l'innervation sécrétoire de la parotide ; nous avons bien démontré en effet, dans un chapitre précédent, qu'il n'y avait qu'un seul nerf excito-sécréteur de la parotide: l'auriculo-temporal, le sympathique ayant au contraire un rôle inhibiteur. Pour Moussu, il faut attribuer cette persistance de l'écoulement parotidien à l'oubli involontaire, dans l'isolement du nerf, de quelques filets nerveux. Il semble plutôt qu'il s'agisse tout simplement de ce phénomène bien connu de tous, et décrit par Cl. BERNARD sous le nom de « salive paralytique », la sécrétion post-opératoire étant due à l'excitation causée par la section, par les caillots sanguins, excitation persistant jusqu'à la dégénérescence du nerf.

Il s'agit donc là d'une opération dont la technique est très simple ; opération presque de « petite chirurgie », tout au moins si l'on opère dans des tissus normaux. La recherche du nerf est facile grâce au repère fourni par l'artère temporale sur le vivant ; sa dissection est aisée, un peu délicate dans la cloison parotidienne, mais le nerf se déroule très facilement et sans incident, si l'on effectue des tractions douces.

Les résultats de l'opération sont indéniables, et sont durables. Comme on le voit par la lecture de nos observations, certains malades ont été revus des mois après l'intervention, et la guérison absolue a été constatée. Il ne saurait guère du reste en être autrement ; il s'agit en somme d'une simple expérience de physiologie répétée sur le vivant, et l'innervation sécrétoire de la glande étant supprimée, comment cette sécrétion pourrait-elle se rétablir ?

Signalons enfin le résultat esthétique qui n'est pas négligable, la cicatrice allant se perdre dans les cheveux de la région temporale ; la résection du canal de Sténon exige au contraire une incision horizontale très mal placée.

En résumé, opération simple, fournissant d'excellents résultats, mais ne pouvant cependant, loin de là, résumer toute la thérapeutique chirurgicale des fistules salivaires. La question demeure vaste ; les discussions restent ouvertes ; il s'agit simplement d'un procédé qui nous paraît excellent, applicable dans certains cas. Quels sont ces cas ?

Nous avons dit que si la recherche de l'auriculo-temporal était aisée en tissu sain, cette recherche devenait bien délicate dans un bloc de tissu cicatriciel, et dans ces cas, il semble qu'il faille abandonner cette méthode pour recourir à une autre thérapeutique : excision du trajet fistuleux, ou ligature du canal de Sténon suivant le procédé de MOBESTIN.

D'autre part, il est connu que pas mal de fistules salivaires, surtout celles intéressant directement la glande parotide, sont susceptibles de guérison spontanée. La conduite à tenir nous semble donc, pour ces fistules parotidiennes, de rester tout d'abord dans l'expectative ou d'essayer un traitement simple, tel par exemple que les cautérisations. Si la fistule persiste néanmoins, on supprimera alors et seulement le nerf sécréteur.

L'arrachement du nerf peut du reste être complétée dans certains cas par la cautérisation. La guérison survient alors qu'elle avait primitivement échoué. DIEULAFÉ rapporte deux cas de ce genre[1].

L'opération nous semble donc indiquée toutes les fois qu'il s'agira d'une fistule rebelle à tout traitement simple, toutes les fois qu'il n'y aura pas à intervenir dans un tissu cicatriciel ou dans une région anatomiquement bouleversée. Lorsqu'elle sera possible, elle sera suivie d'un assèchement de la fistule et d'une guérison définitive. Ce résultat sûr, rapide et esthétique est d'autant plus appréciable qu'il est obtenu avec une telle simplicité technique.

---

[1] *Société de Biologie*, 17 mars 1912.

CONCLUSIONS

1° La thérapeutique des fistules salivaires est une très
vaste question, et les discussions sont nombreuses quant
au choix de la méthode à employer. Ceci prouve que
toutes ces méthodes ont leurs imperfections.

2° La suppression de la sécrétion parotidienne par
l'arrachement du nerf auriculo-temporal repose sur des
données anatomiques et physiologiques précises : l'auriculo-temporal est le seul nerf sécréteur de la glande ;
sa suppression entraîne fatalement la suppression fonctionnelle de l'organe et son atrophie.

3° La technique de l'opération est très simple lorsqu'on opère en tissu sain. Elle est délicate en tissu cicatriciel.

4° Les résultats sont rapides. Après une sécrétion
paralytique durant de 1 à 8 jours, la guérison définitive
survient. La cicatrice opératoire est à peu près invisi-
ble.

5° Il faut réserver cette opération aux cas de fistules
rebelles, par conséquent surtout sténoniennes, dans les-

quelles la guérison spontanée ou par des moyens très simples, n'aura pu être obtenue. Il faut la rejeter s'il existe un bloc cicatriciel qui en rende la technique trop délicate, et recourir dans ces cas à d'autres méthodes, en particulier excision du trajet fistuleux ou ligature du canal.

Vu :
Le Président de la thèse,
BÉRARD.

Vu :
Le Doyen,
HUGOUNENQ.

VU ET PERMIS D'IMPRIMER :
Lyon, le 26 mai 1920.
Le Recteur,
Président du Conseil de l'Université,
JOUBIN.

BIBLIOGRAPHIE

G. Aignot. — De la résection du nerf auriculo-temporal et de ses effets sur la sécrétion parotidienne (*Lyon Chir.* — 1er mars 1914).

Barral. — Pneumatocèle du canal de Sténon et de la parotide (*Thèse de Lyon.* — Nov. 1909).

Cl. Bernard. — *Journal d'anatomie et de physiologie* (T. I. — 1864).

Dejardin et Gulikers. — Cure radicale de la fistule du canal de Sténon par un procédé nouveau (*Annales de la Société belge de chirurgie.* — N° 8, 1900).

Dieulafé. — Le traitement des fistules parotidiennes par la résection du nerf auriculo-temporal (*Société de Biologie.* — 17 mars 1917).

Ferrarini. — Sulla terapia delle fistole del dotto di Stenone ed in particolare sull' operazione di disinnervazione della parotide proposta dal Leriche (*Istituto di patologia chirurgica della R. Università di Pisa.* — 1919).

Guimbrc. — Sur un cas de fistule salivaire de la parotide (*Thèse de Bordeaux.* — 1920).

Lafont. — Les fistules du canal de Sténon (*Thèse de Toulouse.* — 1911).

Leriche. — *Presse médicale.* — 17 avril 1919.

Leriche et Aignot. — Résection bilatérale du nerf auriculo-temporal dans un cas d'hypersalivation consécutive à un néoplasme œsophagien (*Société de Médecine de Lyon.* — 2 mars 1914).

MORESTIN. — Contribution à l'étude du traitement des fistules salivaires consécutives aux blessures de guerre (*Société de Chirurgie*. — 28 mars 1917).

MORESTIN. — *Bull. et Mém. de la Soc. de Chirurgie*, page 998. — 1909.

OLIVIER. — *Lyon Chirurgical*. — Mars-avril 1919.

R. VILLAR. — *Gazette hebdomadaire des Sciences médicales de Bordeaux*. — 18 déc. 1919.

WEITZ. — Zur Behandlung der Parotisfisteln (*Deutschzeitschrift für Chirurgie*. — 1919. Mai Bd. CXLIX-H 5 et 6).

ZEMBRZUCKI. — Hartnackige Parotisfistel Geheilt durch Ausreissen des N. auriculo-temporal (*Ardsi in Zeitblatt für Chirurgie*. — 22 février 1919).

TABLE DES MATIÈRES

www.ingramcontent.com/pod-product-compliance
Ingram Content Group UK Ltd.
Pitfield, Milton Keynes, MK11 3LW, UK
UKHW022211070726
13613UKWH00004B/1600